HYGIÈNE POPULAIRE

SIMPLES MOYENS

DE

MÉNAGER ET DE FORTIFIER

LA SANTÉ

Par un Médecin de Campagne

(Dr B. DULARY.)

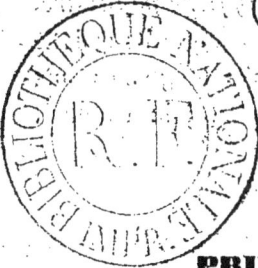

Aide-toi , le Ciel t'aidera.

PRIX : 30 CENTIMES.

ROUEN
IMPRIMERIE DE ALFRED PÉRON
RUE DE LA VICOMTÉ, 55.

—

JUIN 1852

L'Académie des Sciences, Belles-lettres et Arts de Rouen a mis au concours un traité d'*Hygiène populaire*. Le terme de rigueur pour l'envoi des manuscrits était le 31 mai. Cet opuscule, terminé depuis longtemps aux bords de la Loire, n'a pu arriver que le 5 juin à Rouen.

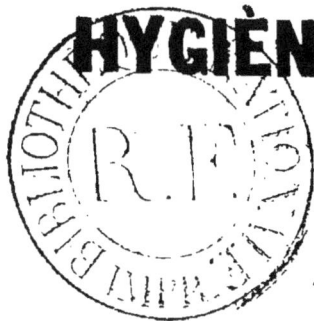

HYGIÈNE POPULAIRE

Ménager sa santé, ce n'est pas se soumettre à un régime de malade, perdre tout son temps à s'observer, à s'imposer mille soins gênants, c'est, au contraire, gagner du bien-être, de la force, du temps, et, par suite, de l'argent, au moyen de quelques règles simples, de quelques bonnes habitudes qui ne sont ni ennuyeuses, ni fatigantes.

Le fermier fournit non-seulement un abri et des aliments à ses chevaux, mais il les étrille, les bouchonne, les lave, etc. Il a recours au vétérinaire s'ils sont malades. Le jardinier prépare un terrain et une exposition favorables pour ses graines, et il ne croit pas avoir tout fait quand il les a semées; il abrite les jeunes plantes, les taille, les soutient, ... arrose et bine la terre. . . . Hélas! le jardinier et le fermier traitent souvent eux et leurs familles plus mal que leurs arbres et leurs bestiaux !

L'ouvrier qui emploie une machine commence par l'examiner et se rendre compte de son action, puis il l'entretient, la garantit de la rouille, remplace les parties usées, graisse les pivots et les engrenages, lui fournit le combustible si c'est une machine à feu .... Eh bien ! nous devons de même connaître, au moins en gros, la machine que Dieu a mis à notre service, c'est-à-dire notre corps, et le soigner, le régler convenablement.

Si l'on prétend que l'instinct suffit pour cela, et que, depuis le commencement du monde, l'immense majorité des hommes a vécu sans en savoir plus, je répondrai que Dieu nous a faits perfectibles en nous donnant l'intelligence, et que, véritablement, cette intelligence appliquée tant bien que mal, soit par les individus, soit par les gouvernements, a déjà diminué le nombre des épidémies et augmenté la durée moyenne de la vie (1).

---

(1) Les mesures générales de salubrité, telles que l'assainissement des rues, marchés, cimetières..... L'inspection

L'utilité de soigner la santé est telle qu'on a pu dire avec apparence de raison qu'une constitution faible vaut mieux qu'une forte, parce qu'en général les gens faibles se soignent mieux que les forts. Les exemples abondent de gens très faibles qui ont vécu très longtemps. Fontenelle, l'une des gloires de Rouen, neveu du grand Corneille, était si chétif en naissant qu'il ne parut pas pouvoir vivre; mais on lui donna de si bons soins, et il régla si bien sa vie, qu'il vécut 100 ans (moins quelques jours, de 1657 à 1757). Il ne fut presque jamais malade.

Est-ce que nous pouvons nous douilletter? direz-vous : faut avoir des rentes pour ça. D'ailleurs,

....

des logements, des denrées alimentaires....., la surveillance des industries insalubres et les récompenses proposées pour leur assainissement....., les établissements gratuits de secours, hôpitaux, hospices, bains...., les moyens d'arrêter les épidémies....., regardent le gouvernement et les administrations; elles sont du domaine de l'hygiène publique. Cependant, il serait bon que chacun en sût quelque chose, car les particuliers peuvent provoquer l'action des autorités compétentes.

La ville de Rouen a noblement pris l'initiative de grandes améliorations hygiéniques en faveur des classes pauvres, et tout le monde s'en trouvera bien, car il existe entre toutes les classes de la société une intime solidarité.

voilà M.... qui s'est bien douilletté; il est mort à 40 ans. Voilà le voisin.... qui a diablement bamboché, il est mort à 70 ans.

Ou M.... était maladif à vivre moins encore s'il ne se fût pas soigné, ou il s'est bien maladroitement douilletté. Quant au voisin...., savez-vous que mourir à 70 ans, c'est mourir jeune, si la nature nous a fait pour vivre 100 ans et plus. Oui, 100, 110, 120 ans, voilà l'âge où devrait arriver l'homme bien constitué en menant une vie conforme aux règles de l'hygiène. Et il ne s'agit pas de se douilletter; se douilletter ne vaut rien; il n'est pas nécessaire non plus d'avoir des rentes; car ce n'est pas parmi les riches, trop portés à abuser, qui vivent trop vite, et que rongent souvent des soucis intérieurs, qu'on trouve les exemples de grande longevité; mais parmi les paysans, les soldats, les matelots qui n'ont pas leurs aisés et mènent une vie active et laborieuse. Dieu nous a faits pour le travail. Le travail est non-seulement le plus noble moyen de subvenir à nos besoins, mais le meilleur moyen de nous bien porter et de vivre longtemps (1).

---

(1) *Abernethy*, célèbre médecin anglais, consulté par un lord blasé, goutteux, impotent, lui dit : « Vivez avec un schelling (25 sous) par jour, et gagnez-le. »

Les centenaires sont rarement malades, ils n'ont pas de caducité, conservent presque toutes leurs forces jusqu'au dernier moment, et s'éteignent sans douleur; fin naturelle de l'homme. J'en cite quelques-uns à côté desquels votre voisin..... n'est qu'un pauvre enfant :

H. Jenkins, mort en Angleterre en 1670, âgé de 169 ans. Les registres de divers tribunaux faisaient foi qu'il avait paru en justice et prêté serment pendant 140 ans. Il avait commencé par être soldat; sa dernière profession avait été celle de pêcheur, et à l'âge de plus de 100 ans, il était encore assez vigoureux pour nager dans les courants les plus forts.

Thomas Parre, autre anglais, pauvre paysan, battait encore son blé à l'âge de 130 ans. Il en avait 152, lorsqu'en 1635 le roi le fit venir à Londres, où il mourut bientôt. Le voyage et le changement de régime abrégèrent sans doute sa vie, car à l'ouverture du corps, le médecin Harvey trouva tous les viscères très sains.

C. J. Drakenberg, danois, servit jusqu'à 91 ans, comme matelot, sur la flotte royale. Pris par les Turcs, il passa 15 années en esclavage, se maria à 111 ans, et mourut à 146, en 1772.

J. Essingham, mort en Angleterre, âgé de 144 ans, en 1757. Habitué au travail dès l'enfance, après avoir servi longtemps comme soldat et caporal, il se retira dans son village et y vécut du travail de ses mains. Huit jours avant de mourir, il avait fait un voyage de six lieues.

Edouard Burell, cocher de Charles II, roi d'Angleterre, né le 2 mars 1629, vivait encore en 1772, et avait conservé une gaîté remarquable.

Jean Causeur, bas-breton, boucher de profession, mort à 136 ans, a été peint en 1771, à 130 ans, et on lit au bas du portrait gravé : « accoutumé à une vie dure et laborieuse qui n'a pas peu contribué à lui former un tempérament robuste, il est exempt des infirmités ordinaires aux autres hommes. »

Annibal, marseillais, peint à 110 ans, est représenté comme un homme encore vigoureux ; il mourut en 1759, à 121 ans et 3 mois.

Jean Jacob, né dans le Jura, âgé de 120 ans, fut présenté à Louis XVI et à l'Assemblée Nationale en 1789.

En 1792, un soldat prussien qui avait servi pendant 67 ans, mourut âgé de 112 ans. Il n'avait pas cessé de faire tous les mois deux lieues à pied pour aller toucher sa petite pension.

Un journal anglais de 1797 parle d'un écossais, cordonnier près de Philadelphie, qui, ayant alors 114 ans, travaillait toute la semaine et allait le dimanche à l'église de Philadelphie.

J. Chiossich, né à Vienne le 26 décembre 1702, est mort près de Venise le 22 mai 1820. Il avait servi pendant 87 ans sur terre et sur mer. Il était de mœurs pures et simples, exempt de passions violentes, et toujours gai. Son père avait vécu 105 ans, son oncle 107.

En 1826, est mort, à l'hôtel des Invalides de Paris, P. Huet, ancien marin, âgé de 119 ans. Il était debout, causant avec ses camarades, lorsqu'une apoplexie vint subitement terminer sa carrière.

En 1841 vivait, dans un village du Cantal, Elisa Clergues, âgée de 110 ans. Elle allait encore garder ses chèvres.

En février de cette année 1852, est mort, en Bohême, Fr. Murgel, âgé de 108 ans. Ayant quitté lé service militaire à 70 ans, il travailla comme journalier jusqu'à 105 ans, sa commune lui fit alors une pension qui lui permit de se reposer.

En janvier était mort, près de Copenhague, un homme de 105 ans, qui avait servi pendant 62 ans dans l'armée danoise.

Mais les vieillards de 105 ans sont trop communs pour que je m'amuse à les citer.

I.

Cependant je ne vous promets pas 105 ans de vie, quand même vous suivriez avec la plus scrupuleuse exactitude les préceptes de l'hygiène ; car il est tard, la constitution, presque toujours entachée d'un vice héréditaire, est déjà trop détériorée. Nous pouvons bien plus pour nos enfants que pour nous-mêmes. Il faut avouer, d'ailleurs, que si l'abondance et la mollesse ne valent pas la frugalité d'une vie laborieuse, bien plus défavorables sont les privations de l'extrême misère. Peu d'entre nous réunissent tout ce qu'il faudrait ; qu'à cela ne tienne, faisons de notre mieux, aidons-nous pour que le ciel nous aide.

Notre corps, notre organisme matériel, est une admirable machine bien supérieure à toutes celles fabriquées par l'industrie humaine. Une multitude d'actions mécaniques, physiques et chimiques s'y combinent, entre autres une combustion continuelle, comparable à celle des machines à vapeur, mais qui, suivant le calcul des chimistes, donne une force triple au moins, à consommation égale. Notre machine est vivante, elle se construit et s'entretient d'elle-même, avec quelques soins de notre part ; elle est, de plus, animée, sensible, intelligente et morale.

La vie exige un mouvement et un renouvellement continuels dans toutes nos parties, et des rapports continuels entre notre individu et les choses qui nous entourent. De cette nature extérieure : air, chaleur, lumière, aliments, société de nos semblables...., viennent et nos matériaux d'entretien, et nos stimulants nécessaires , et la plupart de nos idées.

Ce renouvellement des matériaux et cette stimulation par les impressions physiques, intellectuelles et morales, est une sorte de lutte qui nous entretient et nous fortifie lorsqu'elle est modérée, mais où nous pouvons succomber par excès ou par défaut. Dieu a voulu que ces actes de la vie fussent accompagnés d'un sentiment de bien-être et souvent de plaisir. La douleur est là , présente ou prévue, pour nous défendre les choses contraires et les excès ; malheureusement nous attendons presque toujours qu'elle soit présente pour nous arrêter, et encore !

Quelques lignes donneront une idée générale de l'organisation humaine.

Le corps est soutenu par une sorte de charpente, *squelette*, qui détermine sa grandeur et ses proportions. Le squelette, dont la partie fondamentale est la colonne vertébrale (vulgairement épine du dos), résulte de l'assemblage d'un grand nombre d'os. Les uns forment des boîtes, des cages qui renferment et protègent des organes délicats ; les autres mobiles, et en général alongés, servent aux grands mouvements. Ils sont attachés par des *ligaments* ou bandes fibreuses, très flexibles et très résistantes. Les jointures ou *articulations* sont garnies de cartilages élastiques et humectées d'un liquide onctueux, d'une sorte d'huile, ce qui rend les mouvements plus doux.

Les os représentent des leviers de différents genres, que font mouvoir un millier à peu près de muscles.

Les *muscles* sont des corps rouges, mous, fibreux ; c'est presque toute la chair, la viande. Ils tiennent aux os par des bandes ou des cordons d'un blanc brillant, qui sont des *aponevroses* et des *tendons*, et non point des nerfs. Les muscles, en se raccourcissant, se *contractant*, rapprochent les parties mobiles auxquelles leurs extrémités aboutissent.

Le *sang*, ce liquide rouge qui entretient nos organes, leur porte les matériaux dont ils ont besoin, et se charge en même temps des matériaux usés ou inutiles qui doivent être rejetés. Le *cœur*, muscle creux, agissant comme une sorte de pompe aspirante et foulante, le pousse vers toutes les parties du corps par des conduits ou vaisseaux contractiles, *artères*, dans lesquels on peut sentir les pulsations du cœur 60 à 70 fois chaque minute, ce qui donne le *pouls*. D'autres vaisseaux plus nombreux, les *veines*, ramènent le sang au cœur. Ce sont des veines qui se gonflent sous la peau pendant les exercices violents ou par l'effet d'une ligature, c'est une veine que le médecin ouvre lorsqu'il fait une saignée ordinaire.

Le sang, après avoir circulé et nourri le corps, revient appauvri et a besoin d'être reposé; il l'est de temps en temps par la digestion, et 15 à 20 fois chaque minute par la respiration. Le sang veineux, arrivé dans la partie droite du cœur, est poussé dans les poumons, non plus pour les nourrir, mais pour y être régénéré par l'air que nous respirons; c'est une seconde circulation, la circulation pulmonaire.

Les deux *poumons*, organes spongieux, renfermant un grand nombre de conduits et de petites cellules à air, remplissent presque toute la poitrine, c'est-à-dire la cage formée par les côtes; ils enveloppent aux trois quarts le cœur placé en avant, un peu à gauche. Le mou de veau (poumon de veau) peut en donner une idée.

L'air entre mécaniquement dans les poumons comme dans un soufflet, par l'écartement des côtes et l'abaissement d'un large muscle, *diaphragme*, qui sépare la poitrine et le ventre; il en sort par un mécanisme inverse. Mais il sort tout autre qu'il n'était entré, privé en grande partie de son élément vivifiant, *oxigène*, chargé de *gaz acide carbonique* et de vapeurs aqueuses très putrescibles. Le sang oxigéné, épuré, reformé, va reporter partout la vie et la chaleur.

La digestion devant amener à l'état de sang des substances qui en diffèrent beaucoup, est nécessairement longue et compliquée. Elle commence dans la bouche; les aliments y sont mâchés et imbibés de salive; ils sont ensuite poussés dans l'estomac par un conduit qui traverse la poitrine de haut en bas, derrière le conduit de l'air. L'*estomac*, placé au haut du ventre, sous le diaphragme, est une grande poche de la forme d'un œuf, le gros bout à gauche, le petit bout un peu à droite; de ce côté, couvert en partie par le gros organe qu'on nomme le *foie*, à gauche, il touche à la *rate*. Les aliments restent là plus ou moins longtemps, suivant leur nature et l'état de l'estomac, trois ou quatre heures ordinairement; ils sont imbibés de nouveaux sucs, pressés, remués, et enfin convertis en une pâte grise qui descend peu à peu dans l'*intestin* (vulgairement boyaux), long canal replié, ramassé en paquet, qui occupe une grande partie du ventre et se termine à l'*anus* ou fondement. Dans la première partie de l'intestin, la pâte alimentaire subit une grande élaboration; la bile que fournit le foie, et d'autres sucs s'y mêlent, la modifient profondément, et une séparation commence à se faire entre la portion qui doit être pompée et versée dans les veines, et la portion excrémentielle qui doit être rejetée par l'anus. Mais c'est dans le poumon que se complète la transformation.

Outre les résidus qui sortent par l'anus et les vapeurs qui s'échappent du poumon, de l'eau chargée aussi de matières excrémentielles s'en va par la transpiration cutanée. Mais le sang est surtout débarrassé de l'eau surabondante et des matières usées ou nuisibles par les deux *reins* (vulgairement rognons) qui *secrètent* ou font l'*urine*; ils sont placés derrière les intestins, à droite et à gauche de la colonne vertébrale.

La *nutrition* est plus forte là où plus de mouvements ou plus d'excitation fait circuler plus de sang.

Quelque chose d'immatériel anime sans doute notre machine, mais cette essence divine agit par l'intermédiaire d'organes matériels qui sont les *nerfs* et les centres nerveux, *cerveau*, *cordon vertébral*, ou moëlle épinière, *grand symphatique*..... Les nerfs, cordons grêles, mous, d'un blanc mat, tiennent d'un bout aux centres, de l'autre bout se répandent, se divisent dans toutes les parties où ils portent l'impulsion des centres, le mouvement, la sensibilité, et d'où ils rapportent aux centres les sensations et les besoins des organes. Le cerveau, le cordon vertébral, le grand symphatique, bien protégés par leur position et par leurs enveloppes, ont une complication et une délicatesse qui annoncent leur grande importance; ils donnent la direction à tout l'organisme, lient toutes les fonctions entre elles, les font toutes concourir à l'unité de la vie. Le cerveau est particulièrement le siège des perceptions, de l'intelligence et de la volonté.

L'influence nerveuse n'est pas répandue également dans tous les organes, et ne s'y fait pas sentir toujours de la même manière ; car si la santé exige l'harmonie des fonctions et un certain équilibre, les besoins de la vie exigent des changements, des balancements continuels. L'influence nerveuse se porte rapidement d'un organe à un autre, se concentre sur les organes actuellement en action, s'y épuise, et, épuisée dans une partie, peut se montrer encore vive dans une autre ; d'où la nécessité de ne pas entraver l'exercice d'une fonction par l'excitation intempestive d'une autre ; l'utilité de faire succéder une action à une autre, de varier ses actes, ce qui est une sorte de repos ; puis la nécessité d'un repos plus complet du cerveau, des sens, des muscles, qui est donné tous les jours par le sommeil. Le sommeil est un acte régulier, périodique de réparation, et non pas le résultat de l'épuisement, car il est empêché par une trop grande fatigue.

Les différents actes des fonctions et les différentes fonctions s'enchaînent régulièrement sous la direction du système nerveux. Notre volonté intervient d'abord dans certaines fonctions, la digestion par exemple, mais ensuite les actes se succèdent dans l'ordre nécessaire, sans volonté ni raisonnement de notre part. Des actes accidentels ont lieu de la même manière pour un but utile, tels que la toux et l'éternuement, pour débarrasser les poumons et le nez de matières étrangères nuisibles; le baillement, pour faire arriver au poumon une plus grande quantité d'air, lorsque la respiration languit. Ces actes sont dits instinctifs.

L'instinct sait faire naturellement, sans réflexion; nos actes réfléchis peuvent devenir instinctifs par l'éducation et l'habitude, et c'est alors qu'ils sont véritablement faciles et utiles. On sait avec quelle agilité des femmes tricotent sans regarder leurs doigts, sans y penser; beaucoup d'ouvriers parviennent à exécuter très vite des choses très compliquées, sans pour ainsi dire savoir ce qu'ils font.

L'habitude s'étend sur toutes les fonctions, et nous pouvons peu à peu modifier l'organisme de manière à le rendre très différent de ce qu'il était. C'est un nouvel équilibre, une nouvelle harmonie entre les fonctions qui s'établit ainsi, et l'habitude devient une seconde nature qu'il faut souvent respecter. Bien entendu que ce pouvoir a des limites et ne va pas à tout. Les mauvaises habitudes finissent par ruiner le corps et amènent une mort prématurée. Les bonnes

sont des moyens de vivre avec facilité et économie.
Cependant il ne faut pas que celles-ci même s'appliquent à des choses trop minitieuses ou trop variables,
car ce sont des entraves, et l'absence d'habitudes
trop fortes laisse plus libre et rend moins dangereux
les changements parfois forcés.

En conséquence de la constitution native, ou des
circonstances et des habitudes qui la modifient, les
individus offrent dans l'ensemble de leurs fonctions,
dans la nature de leurs solides et de leurs humeurs
des états différents, compatibles avec la santé, et qu'on
a nommé *tempéraments*. Chacun d'eux prédisposant à
des maladies particulières, exige quelques soins particuliers.

Le tempérament nerveux est celui où prédomine
le système nerveux. Il a deux variétés : le cerveau
est très développé, et l'individu très apte aux travaux
de l'esprit ; ou bien les nerfs sont très sensibles, très
irritables, et l'individu est très irritable, très disposé
aux convulsions. Dans ce dernier cas, le sang est
presque toujours pâle et insuffisant, comme chez les
femmes affectées de ce qu'on nomme les pâles couleurs.

Le tempérament *sanguin* présente ordinairement
une physionomie vive, épanouie, colorée, un carac-

tère gai, insouciant; les fonctions sont faciles, les maladies deviennent souvent inflammatoires.

Si le sang artériel prédomine, ce qui tient surtout à la vigueur des poumons, la poitrine est large, les muscles sont gros et forts, et l'on a le tempérament *musculeux* ou athlétique. Il est souvent accompagné d'un faible cerveau, et résiste moins bien au découragement, à la peine, aux maladies, que des tempéraments plus faibles en apparence; tant il est vrai que la force morale l'emporte sur la force matérielle.

Si le sang veineux est en excès, le foie est en même temps très actif, et le tempérament est dit *bilieux*. Il s'annonce ordinairement par une peau jaunâtre, des yeux et des cheveux noirs, un corps sec, un caractère sérieux; il est disposé à la constipation et aux maladies d'entrailles.

Le tempérament *lymphatique* a le sang pauvre, aqueux, les chairs blanches et molles, souvent de grosses articulations, souvent la figure comme bouffie, avec de grosses lèvres, et des cheveux blonds; les mouvements lents et faibles, le caractère apathique. Il dispose aux rhumes, aux engorgements des glandes, aux humeurs froides.

Les tempéraments ne sont pas toujours bien distincts, et se combinent de diverses manières.

J'arrive maintenant aux règles d'hygiène applicables à l'homme en général ; je dirai ensuite ce qui est particulier à la femme, à l'enfant, au vieillard.

Air. — La nature nous donne l'air en abondance ; elle charge les végétaux de l'épurer, les vents d'en balayer les vapeurs, c'est bien notre faute si nous le respirons rarement pur.

Sans doute la respiration d'un air impur n'a pas très souvent un effet immédiatement funeste, mais pensez que nous respirons depuis la naissance jusqu'à la mort, sans aucune interruption, et vous ne serez plus étonnés que beaucoup de maladies viennent d'un air qui ne contient pas assez du principe vivifiant, qui est chargé de vapeurs, de miasmes.

L'état de l'air dépendant principalement de la situation et de la disposition du logement, le choix d'une habitation est peut-être l'affaire la plus importante ; car, ce choix fait, on est forcé d'en subir long-temps les inconvénients, ce qui arrive surtout aux cultivateurs, tandis qu'on peut changer assez facilement l'alimentation, l'habillement....

L'air des grandes villes bien percées, et où la police est bien faite, est assez sain, autant au moins que celui des villages et des hameaux sans police, placés souvent dans des fonds, près de mares et de routoirs croupissants, avec des rues non pavées, boueuses et fétides, des amas de matières végétales et animales en putréfaction. Le meilleur air est celui des campagnes isolées et des petites villes à mi-côte.

Si vous habitez une ville, évitez les quartiers bas, les rues étroites où le soleil ne sèche jamais le pavé; ne vous logez pas au rez-de-chaussée si votre état ne vous y oblige point; tâchez d'avoir du soleil. L'exposition du midi est la meilleure, elle est chaude en hiver et moins chaude en été que l'expositon de l'ouest, car alors le soleil de midi est trop haut pour entrer chez vous, tandis que celui du couchant pénètre jusqu'au fond des chambres.

A la campagne où on loge ordinairement au rez-de-chaussée, recherchez la même exposition, en évitant néanmoins d'être sous le vent de localités malsaines; que de grands arbres ou de grands murs ne vous privent pas du soleil et ne retiennent pas l'humidité. Tâchez d'avoir l'aire de vos chambres plus élevée que le sol environnant; tâchez d'avoir un carrelage posé sur un lit de cailloux. Ne laissez pas croupir des eaux près de votre habitation; n'entassez pas le fumier devant la porte ou les fenêtres, n'étalez pas des herbes et des débris avec l'idée de faire un peu d'engrais qui ne vaudra pas 20 sous et vous coûtera 20 fr. en maladies.

Surtout, que des charognes ne pourissent point dans votre voisinage jusqu'à ce que les corbeaux et les insectes vous en aient débarrassés. Enterrez la charogne au pied d'un arbre, et vous aurez abondance de fruits, au lieu d'avoir peut-être le charbon ou le typhus. Ne permettez pas même au taupier de pendre ses taupes aux branches des arbres : une taupe est peu de chose, mais j'en ai vu et senti des douzaines qui infectaient l'air au loin.

Peu vous servirait d'être entourés du meilleur air si vous ne le faisiez pas entrer largement dans vos chambres, si vous n'aviez pas soin de l'y renouveler souvent.

Ayez donc la possibilité d'établir un courant d'air par des ouvertures opposées, portes, fenêtres, cheminées.

Calfeutrer les fenêtres pour tout l'hiver, boucher toutes les entrées de l'air, est une mauvaise méthode. Si l'air ne parvenait pas à s'insinuer malgré vous, vous seriez bientôt asphyxiés, votre feu ne brûlerait pas, vos lumières s'éteindraient. Une ventouse à la cheminée fait aller le feu, mais ne renouvelle point l'air de la chambre.

Un courant d'air, même un peu froid, n'a d'inconvénient que lorsqu'on le reçoit subitement, le corps étant très échauffé ; l'air non renouvelé en a toujours.

On a calculé qu'il faut par personne environ 14 mètres cubes d'air dans une chambre où l'on couche, tant pour la respiration que pour l'évaporation des vapeurs du poumon et de la peau. Il en faut davantage si l'on travaille toute la journée dans cette chambre, si l'on y fait la cuisine, si l'on y conserve longtemps des lampes allumées, si l'on y a des chaufferettes. Il ne faut brûler de charbon ou de braise que sous la cheminée. La braise, bien que sans odeur, est aussi dangereuse que le charbon. Un poêle dont on ferme la clé a le danger d'un fourneau sans courant d'air ; le poêle donc ne devrait pas avoir de clé. Ne faites pas coucher près de vous les chiens et les chats : j'en ai vus dans le lit même ! J'ai vu dans la chambre des couvées de poulets, des canards qui trouvaient à barboter, des lapins à l'urine infecte ! Eloignez tous ces animaux. Éloignez aussi les tas de légumes. Sans doute, le feuillage vivant, qui s'étale au grand jour, purifie l'air, mais les herbes coupées, les fruits, les fleurs le vicient. Les fleurs, en outre, causent par leurs odeurs une sorte d'empoisonnement.

A propos d'odeur, tâchez de n'avoir ni celle des éviers, ni celle des latrines.

Mais à quoi sert que la chambre soit grande, bien aérée, saine, si vous placez le lit au fond d'une alcove étroite, si vous l'entourez d'épais rideaux ?

Croyez-moi, n'ayez ni alcove, ni rideaux, ou ayez soin de tenir les rideaux ouverts. Ne dormez pas la bouche et le nez sous la couverture. Le corps résiste moins aux miasmes pendant le sommeil ; il faut avoir pour ces sept ou huit heures une bonne provision d'air pur.

L'air doit contenir une certaine humidité ; s'il est trop sec, il irrite le poumon et il épuise le corps en soutirant trop de vapeurs. C'est pour remédier à sa sécheresse qu'on place une jatte d'eau sur les poêles. S'il est trop humide, il affaiblit, il ne peut dissoudre la transpiration, il nous étouffe pendant l'été, car nous produisons en tout temps à peu près la même quantité de chaleur, et c'est surtout la transpiration cutanée qui, en été, enlève le superflu.

Le plein air agit encore par son mouvement ; il frictionne et fortifie le corps.

Avec le grand air, pendant le jour, nous avons les avantages de la lumière solaire, agent de vie sans lequel végétaux et animaux languissent et s'étiolent, c'est-à-dire deviennent pâles et mous comme les légumes que lie ou couvre un jardinier. Par le travail au grand air et au soleil, l'ouvrier des champs, dont la chaumine enfumée est souvent bien obscure, compense les avantages de la richesse, et la jeune paysanne est, en général, plus fraîche que la demoiselle de son âge, habituée au demi-jour des salons. Ayez du jour, beaucoup de jour dans vos chambres.

Aliments. — Le régime alimentaire doit fournir tous les nombreux matériaux du corps, le carbone ou charbon nécessaire à l'entretien de la chaleur, et, de plus, certaines substances, certains arômes qui, sans faire partie des organes, servent à les stimuler. Il ne doit pas introduire des matériaux inutiles ou nuisibles qui ne puissent être naturellement et facilement éliminés. Aucun aliment en particulier ne remplit bien toutes ces conditions; le goût et l'estomac se lassent, d'ailleurs, d'un régime trop monotone; d'où l'utilité d'une alimentation variée.

La nature et l'art ont multiplié les aliments qui diffèrent beaucoup par la quantité de matière nutritive renfermée sous le même volume, par le goût, par la facilité de la digestion, par des propriétés spéciales. L'homme, animal omnivore, a donc un grand choix, restreint pour vous et moi par la condition du bon marché.

Voyons ce qui nous convient le mieux, *tout bien compensé*, car deux laitues qui ne contiennent guère que de l'eau peuvent être plus chères à 5 centimes qu'une livre de viande à 40. Mais, d'abord, disons que la nourriture doit différer selon l'âge, le tempé-

2

rament, la saison..., selon le travail. Le fermier sait
qu'en nourrissant ses bêtes de manière à les empêcher
seulement de mourir de faim, il n'en tirera ni travail,
ni profit. L'homme est dans le même cas. Cependant
le travail du cerveau, particulier à l'homme, exige bien
moins de nourriture matérielle que le travail des
muscles.

Ce qu'un régime substantiel peut donner de force à
l'homme, a été expérimenté plusieurs fois et entre
autres dans les travaux de nos chemins de fer. Des
ouvriers anglais s'y sont trouvés avec des ouvriers
français, et comme ils mangeaient plus de viande, ils
pouvaient aussi faire plus d'ouvrage ; mais les français ayant été mis au même régime, leur infériorité
cessa bien vite.

La *viande* est beaucoup plus nutritive que la plupart des végétaux, et souvent plus facile à digérer.
La viande de *bœuf* est celle qui convient le mieux en
général. Le *mouton*, excellente viande aussi, est
plus échauffante, son usage habituel ne conviendrait
qu'aux tempéraments très lymphatiques, et dans les
saisons froides et humides (1). Le *porc* frais, viande

_____

(1) Il a été un bon remède pour un malade que j'avais
traité sans succès par les dépuratifs, le fer, l'iode.

savoureuse et nourrissante est bon, pourvu qu'il ne soit pas trop gras; salé, il perd beaucoup de ses qualités. La *charcuterie*, boudin, saucisse, ... ordinairement très grasse, très épicée et très chère si on l'achète, ne doit être mangée qu'en petite quantité, et par extraordinaire. J'avertis, en passant, que les graisses sont souvent lourdes et nourrissent peu. Quant au *veau*, à l'*agneau*, au *cochon de lait*, leur viande, peu nourrissante, d'autant plus fade et indigeste que l'animal est plus jeune, est toujours payée trop cher. Le modeste *lapin* vaut mieux sous tous les rapports; il peut se mettre à toutes sauces, et j'en fais d'excellent bouillon. Le lapin sera notre gibier à poil. Le *pigeon* pourra représenter parfois le gibier à plume, et sans trop de désavantage. La volaille ne sera jamais notre ordinaire, cependant le *dindon*, à chair succulente, se vend dans certaines circonstances moins cher que la viande de boucherie. L'*oie* ne convient qu'aux estomacs robustes.

Comment accommoder les viandes? — Faites les griller. — C'est la plus simple et la meilleure manière; on y gagne en saveur, en temps, en combustible. La viande rôtie ou en façon de *bœuf à la mode* est encore fort bonne; bouillie au pot elle perd beaucoup, mais donne il est vrai du bouillon auquel peut-être vous tenez trop. Le *sauté* à la poêle, sans doute assez commode, produit une graisse brûlée, âcre, qui ne convient ni à l'estomac, ni au corps. En général, renoncez à ce qu'on nomme des *roux*; et si par hasard vous faites de la *friture*, qu'elle soit très légère et très sèche. Salez modérément; employez peu ou pas d'*épices*, poivre, girofle,..... à moins que vous n'ayez besoin d'une forte excitation, car le *poivre* échauffe au lieu de rafraichir, comme quelques-uns le croyent.

Toutes ces indications ne vous paraîtront pas minutieuses si vous pensez que les aliments font le sang.

Le *lait* contient une grande partie des éléments de la viande, mais en proportion autre et avec beaucoup d'eau, il nourrit moins que la viande; destiné à l'enfant, il est trop doux pour beaucoup d'hommes. On tire du lait : le *beurre*, matière grasse employée surtout comme assaisonnement, et que le lait peut souvent remplacer; le *fromage*, le plus animalisé, le plus nourrissant des principes du lait. Le fromage du pays, maigre, c'est-à-dire pur et sans crême, nouvellement salé, est un très bon aliment, commode et peu cher; vieux, il ne doit plus servir que comme excitant de l'estomac, et nuit à ceux qui ont déjà le sang âcre.

L'*œuf*, le lait de l'oiseau, est une nourriture douce, plus concentrée que le lait, très bonne quand il est frais et peu cuit.

La chair des poissons nourrit, en général, moins que la chair des quadrupèdes. Elle offre un grand nombre de variétés: sèche, légère et facile à digérer comme celle du *merlan*, de la *limande*,..... compacte comme celle du *maquereau*,... huileuse et lourde à l'estomac comme celle de l'*anguille* ordinaire; celle de l'anguille de mer (*congre*), injustement bannie des tables riches, est bien préférable. Le poisson se gâte promptement et devient ainsi très dangereux. Conservé par le sel et la fumée, comme le *hareng saur*, il ne doit être qu'un assaisonnement. Au total, le régime du poisson ne vaut pas celui de la viande.

Les coquillages, *huîtres*, *moules*,... nourrissent médiocrement, et sont mieux digérés crûs que cuits.

Les *végétaux* contiennent tous les éléments matériels de la chair des animaux; mais dans les herbes dont cependant se nourrissent de forts animaux, ces éléments organiques sont en si petite proportion qu'il faut le vaste estomac du bœuf pour compenser la qualité par la quantité. La plupart des herbes potagères: *épinards*, *oseille*, *salades*,... sont tout-à-fait incapables de nourrir l'homme, et ne servent qu'à tempérer un régime trop animalisé, à rafraîchir, au besoin; or, en cela, elles seront économiquement remplacées par un fruit ou par des légumes plus nourrissants: *carottes*, *salsifis*, *haricots verts*,... *pommes de terre.* Cette dernière est déjà assez substantielle pour empêcher de mourir de faim, et lorsqu'on y ajoute une petite quantité de matière animale, qui, dans plusieurs pays, se réduit à du lait doux, du lait de beurre, un peu de fromage, de robustes travailleurs s'en trouvent passablement nourris. Les graines des plantes légumineuses : *lentilles, pois, fèves, haricots,*... renferment beaucoup plus de substance nutritive que la pomme de terre, et cependant on s'en lasse plûtôt, on se trouve plus mal de leur usage exclusif; il faut leur substituer de temps en temps des végétaux frais à sucs acidules, et de la viande. Pendant la partie de l'hiver et du printemps où les légumes frais sont rares, une *pomme* ou un peu de *choucroûte* suffit. (1)

Les céréales, *froment* et *seigle*, sont pour nous les premiers des végétaux. Leur farine qui se transforme en pain levé, donne ainsi l'aliment le plus commode,

---

(1) La choucroûte (chou aigre), qui fait partie des approvisionnements de mer, est un aliment très sain, peu agréable la première fois qu'on en goûte, mais qu'on aime bientôt. Elle ne coûte presque rien quand on la fait soi-même. C'est facile : il faut un baril ou un grand pot, des choux à l'automne, et de l'eau. On coupe les choux par tranches en rejetant les trognons, on les met par couches

aussi sain que nourrissant, auquel il faut pourtant ajouter un peu de légumes frais et de viande ou de fromage, pour avoir une alimentation parfaite. Sachez que le beau pain blanc de froment n'est pas le plus substantiel, et que l'on est mieux nourri avec le pain de farines mêlées, qui contient du son, comme le pain de munition..... Les farines non panifiables de *sarrasin*, de *maïs*, de *millet*, de *châtaigne*,... font la base de l'alimentation dans quelques parties de la France moyenne et méridionale, mais sont rares au nord; le *gruau d'avoine* n'est usité qu'en Bretagne; le *riz*, produit exotique, est cher et justement dédaigné par l'ouvrier.

Boissons. — La bonne *eau*, celle de rivière, de source ou de pluie, est la boisson la plus simple et la meilleure. On purifie assez facilement l'eau de mare, l'eau qui a quelqu'odeur, en la filtrant à travers un

---

successives de 6 à 8 centimètres, et chaque fois on pile, on presse fortement avec un morceau de bois. Quand tout est dans le vase, on verse de l'eau, et au moyen d'un plat, ou d'un morceau de bois et d'une pierre, on empêche les choux de surnager; ils doivent *toujours* être sous l'eau. *Point de sel* pour faire la choucroûte, il est plus nuisible qu'utile.

sachet de charbon pilé. (Du charbon mis dans la marmite rend également moins mauvaise la viande peu fraîche.) Mais les personnes fatiguées, les tempéraments mous, ont besoin d'une boisson qui les réconforte davantage, surtout dans les temps froids et humides, et l'addition d'un peu de bon *vin* est ce qu'il y a de plus convenable. Je dis bon vin, car j'ai bu, dans des cabarets de Normandie, un vin composé de poiré, d'alcool et de je ne sais quelle matière colorante qui, certes, ne vaut pas le cidre du pays. Le bon *cidre* est une bonne boisson, plus saine que le poiré; en Normandie, buvez en. Dans un pays à bière, je dirais: buvez de la bière. Si, par hasard, vous avez besoin de vin, prenez-le chez un honnête marchand, payez ce qu'il faut pour l'avoir bon. Quant à l'eau-de-vie, faite ordinairement, hors des pays vignobles, avec de l'alcool coupé, elle est souvent nuisible et jamais nécessaire.

Il est une boisson exotique, le *café*, dont beaucoup d'ouvrières font leur déjeûner. Quoiqu'on ait blâmé cette habitude, le café au lait est un aliment agréable et qui soutient. Un peu de café noir mêlé à l'eau pendant les chaleurs de l'été, apaise mieux la soif que tout autre liquide, eau vinée, cidre, eau vinaigrée....

Ne gardez jamais l'eau, ni surtout les boissons

acides, les aliments gras ou acides, dans des vases de plomb, de cuivre ou de zinc. Que vos ustensiles de cuivre soient toujours très propres et bien étamés.

Mais il ne suffit pas de se remplir de bons aliments, il faut les bien digérer, et pour bien digérer, il faut manger avec appétit, manger posément, bien mâcher les aliments, bien insaliver ceux mêmes qui sont mous : *Aliment bien mâché est à moitié digéré*, dit le proverbe. Il faut n'en prendre qu'une quantité raisonnable et n'être jamais trop bourré ; ne point s'appliquer à un travail de tête immédiatement après avoir mangé ; ne point manger de nouveau avant que l'estomac et la première partie de l'intestin n'aient fini leur travail ; manger peu à souper ; enfin, étudier son estomac, car il a parfois des bizarreries impossibles à prévoir, et tel aliment, généralement sain, est presqu'un poison pour certaines personnes. Avec ces petites précautions, vous conserverez longtemps un bon estomac, et, avec un bon estomac, longtemps la santé.

Vêtement. — Imposé par la décence, façonné par la coutume et la mode, son but principal est de garantir le corps des variations de la température. Il doit donc être chaud en hiver, retenir la chaleur du corps ; et, en été, repousser la chaleur du soleil, laisser circuler l'air, ne pas empêcher la transpiration. Il doit aussi ne gêner ni les mouvements, ni la respiration, ni la circulation, et pour cela ne serrer, ne comprimer ni les membres, ni le cou, ni la poitrine.

Les matières qui retiennent le mieux la chaleur, telles que la laine, les poils, sont en même temps celles qui la repoussent le mieux. Le chanvre et le lin la laissent facilement passer. Le coton tient le milieu entre la laine et le fil, et doit, en général, être préféré pour les chemises et les vêtements légers.

La couleur modifie beaucoup les propriétés des tissus : le noir et les teintes foncées laissent facilement passer la chaleur; le blanc et les teintes claires l'arrêtent. Vous pouvez vous en convaincre en essayant au soleil un chapeau noir et un chapeau gris, un fichu noir et un fichu blanc. Les couleurs claires sont donc préférables en tous temps.

Énumérons les pièces d'un habillement confortable et peu cher; pour un homme : *chemise* en coton, *chaussettes* en coton, ou en laine l'hiver, si vos pieds se refroidissent facilement. Dans ce cas, ou si vous marchez dans l'humidité, les *sabots* sont la meilleure chaussure. Que sabots ou souliers soient bien à la forme des pieds, sans les comprimer, et vous n'aurez pas de cors. *Pantalon* en laine, au moins l'hiver. *Gilet* croisé, à manches, ou veste en laine. *Blouse*, quel vêtement

économique, bon et commode est cette blouse gau-
loise ! *Cravatte*, l'hiver seulement, et toujours très
lâche. *Chapeau* en feutre gris, ne serrant pas le front :
c'est meilleur que la casquette, et pas plus cher, car
ça dure plus longtemps. Mais, l'été, le chapeau de
paille, par sa couleur et son brillant qui réfléchissent
la chaleur, par sa légèreté, sa perméabilité à l'air,
son imperméabilité à la pluie, par son bon marché,
est préférable à tout pour l'homme, la femme et
l'enfant.

Habituez-vous d'ailleurs à rester tête nue quand
vous n'avez à craindre ni grand froid ni grand soleil.

J'oubliais le *manteau*. Nous l'avons meilleur que
le manteau du riche. C'est la limousine du berger et
du laboureur ; encore un bon vêtement national, pas
cher, en laine blanche, un peu grosse, mais qui n'en
est que plus chaude, et sur laquelle la pluie glisse
bien.

Règle générale : habituez-vous au froid, mais ne
craignez pas d'être vêtu un peu chaudement, et gardez
tard au printemps les vêtements d'hiver. Le printemps,
très variable, est la saison des angines, des rhumes,
des fluxions de poitrine....

Changez de linge le plus souvent possible ; n'oubliez
pas les soins de propreté ; peignez-vous, lavez-vous.

Le *lit*, sans être un vêtement, doit de la même manière conserver la chaleur du corps. Que les couvertures soient suffisamment chaudes, mais que les matelas ne soient pas trop mous, et ne couchez jamais immédiatement sur la plume; on y est comme enterré, on y sue, on s'y amollit. Que votre tête soit plus haute que vos pieds, surtout si vous êtes replet et sanguin.

Comme appendice, parlons du *parapluie*. On a un parapluie assez bon, en calicot, pour 2 fr. Tâchez de faire cette dépense, qui sera une épargne de vêtements et de santé; ayez-en un pour votre femme au moins et vos enfants; mais ne craignez pas de vous en servir au besoin. Pourquoi se faire mouiller inutilement? Le parapluie se voit à la main de militaires très braves, et celui du roi Louis-Philippe a eu quelque célébrité.

Mais on ne peut travailler le parapluie à la main, et vous pouvez recevoir une averse, ou, par toute autre cause, sentir vos habits bien mouillés; c'est peu grave si vous ne vous laissez pas refroidir et qu'un redoublement d'activité compense ce que l'eau vous enlève. Rentrez chez vous au plutôt, quittez vos habits mouillés, frottez-vous devant un feu vif, et mettez d'autres habits bien secs. — Mais ceux qui n'ont pas d'autres habits? — Triste obstacle, auquel on peut encore parer. Dans ce cas, on se frotte un peu plus longtemps, on s'enveloppe d'une couverture tandis que les habits sèchent devant le feu.

Les frictions avec une brosse, un morceau de laine, la main seule, sont toujours un excellent moyen de se donner de la chaleur et de rétablir les fonctions de la peau. Les frictions, les mouvements qu'elles exigent, délassent au lieu de fatiguer, et fortifient toute la machine.

Le mouvement, l'exercice musculaire est indispensable à l'homme. Sans doute bien des ouvriers se fatiguent trop, mais, à ceux-là même, un supplément d'exercice peut être utile, car presque toujours leurs mouvements ont été partiels, ont fatigué surtout certaines parties, et ce défaut d'équilibre est une cause de malaise et de désordre. Ils gagneront à exercer les autres parties, par exemple à se redresser, à s'étendre, s'ils ont été longtemps courbés. Les personnes qui, assises toute la journée, n'exercent que leurs mains, ont besoin de marcher en plein air; les mouvements généraux, la danse, les gesticulations, ne fût-ce que dans une chambre, leur seront très utiles.

On voit que l'exercice doit être déterminé, réglé par certaines convenances : de là est née une science des mouvements, la *gymnastique*, qui, en instituant des exercices variés, calculés selon les circonstances, parvient à développer et à fortifier tout le corps, ou quelques parties plus faibles, à prévenir et à guérir des maladies. En outre, elle donne activité, adresse, sang-froid, présence d'esprit. Si donc vous aviez occasion de faire de la gymnastique, n'y manquez pas, quel que soit votre âge.

Sans faire un traité de gymnastique, je dirai quelques mots applicables aux actes de tous les jours.

Il faut tâcher de donner un exercice suffisant à toutes les parties du corps. Beaucoup de personnes ont l'épaule droite plus haute que la gauche, parce qu'elles exercent trop exclusivement le bras droit. Habituez-vous à vous servir des deux mains (1).

L'exercice, en général, active la circulation et la respiration, agrandit la poitrine, facilite le renouvellement des matériaux organiques, augmente la chaleur (2), aiguise l'appétit. Mais s'il est excessif, il

─────────────────

(1) Jouvenet, l'un des grands peintres de l'Ecole française, avait sans doute pris cette bonne habitude, car une paralysie lui ayant fait perdre l'usage de la main droite, il continua à peindre de la main gauche. C'est d'ailleurs la tête et non la main qui fait le grand artiste et l'habile ouvrier.

(2) Avez-vous lu, dans *Mathieu Lansberg*, le moyen de se chauffer tout l'hiver avec une bûche? Cette plaisanterie a du vrai : en faisant de la gymnastique avec sa bûche, on peut presque se passer de feu.

épuise ; s'il est trop précipité, comme dans une course très rapide, la circulation et la respiration s'accélèrent au point que le sang n'a plus le temps de se combiner avec l'air dans les poumons, et il y a danger de suffocation, d'apoplexie, de rupture de vaisseaux. Les mêmes accidents peuvent résulter d'un effort trop violent, qui gonfle la poitrine et y arrête la circulation ; des anévrismes, des hernies, peuvent aussi en être la suite.

La promenade, pour qui a le temps de s'y livrer, est le plus simple et l'un des meilleurs exercices. Si vous avez une longue *marche* à faire, penchez le corps en avant, faites des pas médiocres, levez peu les pieds, posez-les à plat, vous vous fatiguerez moins.

La *natation* est peut-être l'exercice par excellence, en observant de ne pas se mettre à l'eau lorsque l'estomac est chargé d'aliments ou lorsque le corps est en sueur, et de ne pas rester immobile dans une eau froide.

La *danse*, qui met en mouvement tout le corps, est aussi un très bon exercice, mais au jour, en plein air. La danse pendant la nuit, dans un lieu clos, où le manque d'air respirable, la chaleur et la poussière vous étouffent, est certes très nuisible. La nuit est le temps du sommeil ; veiller, se fatiguer la nuit, fatigue doublement.

Dans tous vos exercices, mettez de la souplesse, de la mesure, de l'adresse. Si, en sautant, vous retombez sur les talons, le corps et les jambes raides, c'est-à-dire les os en opposition directe, vous recevez une secousse douloureuse. Si vous sautez ainsi d'un endroit élevé, le choc peut, ou fracturer l'os de la cuisse, ou, se propageant jusqu'à la tête, léser profondément le cerveau. Tâchez donc de tomber sur la pointe des pieds, les jambes et les cuisses un peu fléchies, afin que la force du coup soit amortie, décomposée par la flexion des jointures.

La souplesse sert encore à conserver aisément l'équilibre. Quand nous sommes debout, nous sommes en équilibre sur nos pieds, et nous ne pouvons nous pencher d'un côté sans reporter du côté opposé un poids équivalent. Résister à ce balancement, vouloir conserver le corps raide, est se gêner inutilement et perdre de la force au lieu d'en gagner. L'adresse dans les mouvements consiste en grande partie à les exécuter avec le moins de force possible, à trouver aisément son équilibre. On est gêné et l'on paraît ridicule dans les fausses positions où l'on dépense une force inutile.

De cette souplesse, de cette adresse données par une heureuse conformation ou par de bonnes habitudes devenues instinctives, naît la grâce, qualité précieuse que l'ouvrier aurait tort de dédaigner, car le beau bien souvent est l'indice du bon.

Il est un exercice que je vous recommande, le *chant*, doublement avantageux, il développe la poitrine sans la fatiguer quand on n'en abuse pas, et il a une action morale bien autrement puissante; il soutient l'esprit et le corps, rend le travail plus facile, fait oublier la fatigue et délasse véritablement. Il entretient la gaîté, calme le chagrin, nous encourage et nous rend meilleurs. Chantez donc tant bien que mal; mais si vous pouvez avoir quelques leçons qui rendent votre voix plus agréable aux autres et à vous, profitez de ce bonheur.

Ne perdez aucune occasion de cultiver votre intelligence, mais sans négliger votre état, sans prendre sur votre sommeil. Le cerveau comme les autres organes se fortifie par l'exercice, et réagit favorablement sur toute la machine.

Nous voici amenés à des considérations morales que je crois indispensables. Ne dites pas que je rabâche de la morale; c'est de l'hygiène et de la meilleure. L'influence du moral sur le physique, c'est à-dire des passions, des affections, des sensations et des idées sur notre corps matériel, est immense. Les vieillards que j'ai cités étaient tous remarquables par leur caractère gai, bienveillant, ferme et résigné. Rien n'abat les forces et ne prédispose aux maladies comme la tristesse , la peur, le découragement. Oh ! je sais par trop d'épreuves que la vie a bien des peines (1); mais au lieu de s'en laisser abattre , un esprit ferme , un chétien digne de ce nom s'efforce de les vaincre , et si la chose est impossible parfois, eh bien! dans l'espérance , dans la foi en la bonté d'un Dieu qui , malgré les fautes et les erreurs de l'homme , veut son bonheur et sait le lui procurer, il trouve la résignation et la force. Par raison de santé , soyez doux , indulgents et charitables , bannissez tout sentiment haineux , ayez une bonne conscience , ne craignez point la mort qu^1 arrive à la fin d'une longue vie comme un doux sommeil après une longue journée, et tâchez de vivre entourés de gens qui vous aiment et que vous aimiez ; mariez vous. Nos vieillards avaient tous été mariés. Un savant de Berlin a calculé que pour un célibataire qui parvient à 80 ans, il y a au moins deux hommes mariés , à nombre égal.

Le *mariage* rend salutaire une passion souvent funeste hors de lui ; il garantit de l'abus et de l'absti-

---

(1) Un pauvre médecin de campagne ne gagne guère plus qu'un journalier et a souvent plus de peine. Je ne crois pas qu'homme au monde ait eu plus de mésaventures que l'auteur de ce petit écrit, peut-être par sa faute!

nence ; il promet un long avenir de confiance, de
secours mutuels , de repos ; il accoutume à l'ordre ,
au travail , à la régularité dans la conduite. Mais pour
qu'il tienne ses promesses, ce lien indissoluble ne doit
pas être formé trop tôt et sans longues réflexions.
L'homme est trop jeune avant 25 ans, la femme avant
20 ans ; ils n'ont pas toutes leurs forces , et se livrent
trop facilement aux illusions. Bien choisir est difficile ;
faites plus attention encore au caractère et à la *santé*
qu'à la dot. Quand vous aurez le mieux trouvé, gardez-
vous de croire à une perfection impossible. Tous ,
nous avons quelques défauts , et si la première condition du bonheur en ménage est la confiance, la seconde
est l'indulgence. Dans cette intime association, l'homme
ne prend pas toujours la charge la plus lourde. C'est
bien lui qui, ordinairement, par son travail , par son
salaire , fait venir l'argent au logis , mais il veut en
rentrant trouver tout prêt, tout en ordre, visage
avenant et bonne réception (1).

---

(1) Me permettra-t-on une anecdote ? je la crois vraie et
inédite. Un paysan avait une femme indolente; sorti avant
le jour , il rentre fatigué, trempé de pluie, espérant trouver la soupe chaude; sa femme était encore au lit : j'ai
grand faim, dit-il, je suis tout mouillé, vous n'avez pas
fait la soupe ! — J'va la faire , mais tandis que vous êtes

Femmes, plaisez à votre mari, faites-lui bonne mine malgré vos soucis et vos peines, si vous voulez qu'il boive en famille le vin qu'il boirait au cabaret en mauvaise compagnie (1).

Les femmes, à la campagne surtout, sont vraiment accablées de travail, et on, les voit fanées, ridées à 3o ans ; cependant je leur demande encore quelques soins de propreté, sur elles d'abord , puis dans leur maison. Femmes, lavez-vous souvent les mains, la figure et le corps ; ne lavez pas souvent vos chambres, ce qui donne de l'humidité, mais faites qu'elles n'aient pas besoin d'être lavées. Vous avez presque toutes l'habitude de jeter dans la chambre votre eau sale, s'il n'y en a pas beaucoup; j'ai vu faire pisser dans la chambre les petits enfants ; et quant à cracher partout personne n'y manque : il en résulte une humidité pestilentielle. Ayez un vase pour les eaux et les or-

---

mouillé , Pierre , allez donc m'tirer un sceau d'eau. — Le mari va, rapporte un sceau d'eau et le flanque au nez de sa femme, avec ces mots : Jeanne , tandis que vous êtes mouillée, allez donc en tirer un autre.

(1) L'ordonnance qui modifie les droits sur les boissons et abaisse à 25 litres la quantité qu'on peut acheter sans payer le droit de détail , facilite la consommation de famille.

dures, et videz-le chaque soir au moins. Le choléra a surtout envahi les habitations sales et encombrées. Procurez-vous quelques ustensiles nécessaires qui manquent souvent. Un soufflet de 12 sous vous permettra de ne plus souffler le feu avec votre bouche, chose très incommode et très fatigante ; une pincette épargnera vos doigts ; des mouchettes seront trois fois utiles, car une chandelle non mouchée éclaire peu, répand une fumée malsaine et dure moins. Soufflet, pincettes et mouchettes, vous aurez tout cela pour quelques sous, pour moins que ne coûte un inutile bonnet.

Le petit bonnet ordinaire est une assez mauvaise coiffure ; dans quelques endroits, on donne des formes immenses et ridicules au bonnet ; je ne sais rien de plus incommode, de plus *laid*, que celui des Cauchoises. Combien de choses utiles on aurait pour le prix d'une pareille absurdité. J'aime beaucoup mieux le simple bonnet de coton. Quoique l'étranger qui arrive en Normandie soit d'abord choqué de le voir sur la tête d'une femme, on s'y accoutume ; il peut être porté avec une certaine coquetterie, et enfin, il est commode et pas cher. Une coiffure préférable serait la petite capote, d'un usage général en Angleterre.

Je laisse vos coiffures pour attaquer une autre ab-

3.

surdité de l'habillement qui a des conséquences plus graves. Pourquoi tant de jolies filles se déforment-elles la poitrine, cherchent-elles à se couper en deux, à se faire un corps de guêpe au lieu d'un corps de femme? La taille ainsi serrée ressemble à un boudin prêt à crever dans sa peau ; et si ce mot niais, *la mode*, ne vous en cachait la laideur, vous en seriez tout honteuses. L'artiste rit d'une caricature telle-ment éloignée de la belle forme humaine, l'homme sensible vous plaint en pensant à la gêne d'une pa-reille compression, le médecin en voit les dangers, en prévoit les suites funestes : elle entrave les fonc-tions les plus importantes, respiration, circulation, digestion... Elle attaque même la fonction à laquelle la femme est vouée particulièrement, et si cette mode laide et cruelle durait encore longtemps, elle finirait par abâtardir l'espèce humaine. Le corset, dont on peut très bien se passer, ne doit que four-nir des points d'attache aux autres vêtements, et soutenir les chairs sans les comprimer.

La femme, dans une partie de sa jeunesse et de son âge mûr, est assujettie à un écoulement de sang, les *règles*, qui revient tous les 28 jours ordinairement, et dure de 1 à 5 jours. Quand l'époque approche, et lorsque le sang coule, la femme se sent plus lourde, plus impressionnable. Elle doit se ménager davantage;

éviter les longues courses, les efforts violents, éviter
tout refroidissement subit, ne point mettre ses pieds
ni même ses mains dans l'eau froide ; il lui faut aussi
plus de tranquillité morale. La suppression des
règles, une fois qu'elles sont établies régulièrement,
indique ou un dérangement de la santé, ou une grossesse, ou l'âge critique.

L'*âge critique*, c'est-à-dire la cessation naturelle
des règles, arrive vers la cinquantième année, et rarement avec les accidents fâcheux qu'on est porté à lui
attribuer. Cependant, à cette époque aussi, la femme
doit se ménager et prendre quelques précautions.

Je reviendrai à la femme en parlant de l'enfant,
dont l'existence est liée pendant si longtemps à la
sienne.

Ici, je prends les choses de loin, et crois devoir le
faire. Les enfants sont la fortune ou la ruine des
parents : la fortune, si, vigoureux et intelligents, ils
donnent plus de joies que de peines, et sont de bonne
heure en état d'aider les parents ; la ruine, si, toujours mal portants, chétifs, maussades et stupides,
ils ne sont jamais qu'un sujet d'ennui, de dégoût, de
dépense, sans jamais payer par aucun service ce qu'ils
ont coûté. Eh bien ! il dépend beaucoup des parents
d'avoir la première chance au lieu de la seconde.

Parents, considérez la procréation comme un acte

sérieux et sacré, qui ne doit pas être abandonné entiè-
rement aux caprices du hasard (ce qu'on ne fait pas
pour les animaux), et songez que les circonstances de
la conception auront, sur toute la vie du nouvel être,
une influence bonne ou mauvaise. La plupart des
idiots, des épileptiques, des rachitiques, avaient été
engendrés dans l'abrutissement de l'ivresse ou la langueur d'une maladie, d'une grande fatigue. Ne vous
exposez pas à avoir un enfant sans vous sentir sains
de corps et d'esprit, assez forts pour donner une
forte impulsion à l'être que vous lancez dans la vie.
Comme tout autre travail, celui-ci vous trouvera plus
dispos le matin au réveil, que le soir après la fatigue
du jour.

La femme, pendant tout le temps de la grossesse,
sans trop changer ses habitudes, doit s'épargner les
rudes travaux, les secousses violentes, et se défendre
contre les émotions trop vives. Il faut qu'elle se porte
bien pour que l'enfant arrive bien portant. Si elle
nourrit, elle aura les mêmes soins pendant tout le
temps de l'allaitement, elle évitera les excès en tous
genres ; car son lait varie comme sa santé, comme ses
digestions, et la santé de l'enfant, toutes choses égales
d'ailleurs, est en raison du lait qu'il reçoit.

L'enfant dans le sein de sa mère s'alimente du sang
de celle-ci par le cordon ombilical, sans digestion,

sans respiration ; replié sur lui-même au milieu d'un liquide chaud, il y agite ses membres, ce que la mère sent bien pendant les quatre derniers mois. Lorsqu'il arrive au monde, ses faibles poumons, entrés subitement en fonction, ne peuvent lui donner une chaleur suffisante, et l'on doit l'envelopper chaudement ; mais c'est une méthode absurde et cruelle de tenir ses membres raides et immobiles dans un maillot serré. L'enfant doit continuer à gigotter.

Ne commettez pas la funeste erreur de comprimer la tête avec des bonnets et des liens, jusqu'à la déformer, l'alonger, et rendre parfois les enfants idiots, épileptiques,... suivant les observations du docteur *Foville*, et tout récemment du docteur *Lunier*.

Ne couchez pas l'enfant sur la plume (1).

Le lait maternel, si la mère est bien portante, est la meilleure nourriture du nouveau né que l'on fera téter le plutôt possible. Le premier lait lui

---

(1) J'ai vainement essayé de rappeler à la vie une petite fille de six mois asphyxiée dans un oreiller de duvet. Couchée sur le dos, elle avait pu se retourner, mais une fois la bouche et le nez ensevelis dans cet oreiller très mou, elle n'avait pu se dégager et était morte sans qu'aucun bruit ait averti les parents.

débarrasse le ventre (1). A défaut du lait de la mère, celui d'une nourrice saine, jeune, et accouchée à peu près dans le même temps, est très bon. Vient ensuite le lait d'ânesse et de chèvre, et enfin le lait de vache : celui-ci coupé d'abord avec un peu d'eau de chiendent. L'enfant a besoin d'en prendre d'autant plus souvent qu'il est plus jeune, mais réglez-le pour les heures et la quantité. Ne vous hâtez pas de le faire manger ; attendez *au moins* six mois si la nourrice est bonne laitière, et surtout ne lui donnez pas de vos soupes, de vos ragoûts, de vos légumes, qu'il ne peut digérer, qui lui causent des coliques et lui font un gros ventre. Commencez par une nourriture douce, légère et substantielle, *bouillie* bien cuite, *crême de pain*,... donnez plus tard des œufs mollets, de la soupe grasse ; et à ces enfants très lymphatiques, pâles, à grosses lèvres, à gros ventre, un peu de viande tendre et de vin coupé. Pas de pommes crues ni de pâtisseries grasses et mattes, pas de chocolat ; pas de café, surtout à ceux qui sont nerveux et sanguins ; ne leur faites *jamais* goûter d'eau-de-vie.

---

(1) Dans quelques endroits, on le fait boire à la femme, et là aussi la vache boit son premier lait. Ce premier lait appartient au nouveau-né, enfant ou veau.

L'enfant est très sensible, très impressionnable, même dans les premiers temps où il semble toujours dormir. Le bruit, les cris, les secousses violentes le font tressaillir; évitez-les lui. Ne le bercez pas trop fort; tâchez de l'endormir sans le bercer. Tenez-le proprement. Ne cherchez pas à le faire marcher trop tôt; ne le pendez pas à des lisières; laissez-le se rouler jusqu'à ce qu'il se mette de lui-même à marcher. Quand vous le soulevez, ne le prenez pas brusquement par un seul bras; j'ai vu des bras ainsi démis.

L'intelligence et le moral de l'enfant entrent en action dès la première année : ne l'effrayez pas par des cris ou des grimaces qui peuvent lui causer des convulsions, le rendre épileptique.... Plus tard, ne lui faites pas des contes de *croquemitaine*, de revenants, de voleurs ... Tâchez de ne point mettre dans sa tête des idées fausses, ridicules, immorales. Parlez-lui sensément, et toujours avec douceur; ne l'aigrissez pas par des corrections brutales. Si vous avez plusieurs enfants, traitez-les tous avec la même bonté, car on en voit languir de chagrin d'être rudoyés, ou de jalousie contre des sœurs, des frères plus aimés. Habituez-les au travail, mais en proportion de leurs forces, et ne les envoyez que le plus tard possible dans les manufactures. L'air, l'espace, la gaîté, les mouvements et les repos fréquents sont indipensables

pour faire de l'enfant un homme robuste. Veillez surtout à ce que le sens génital ne soit point excité avant
l'âge.

Le mouvement est aussi nécessaire aux filles qu'aux
garçons. Ne clouez pas la jeune fille sur une chaise;
qu'elle joue, qu'elle prenne de l'exercice au grand
air et au soleil, et elle se formera sans langueur et
sans accidents (1). Faites tout pour lui éviter le sé-
jour précoce des ateliers où les deux sexes se trouvent
mêlés. Ce mélange des sexes, les propos obscènes de
gens grossiers ont sur les mœurs et la santé la plus fatale influence. — Mais ici je veux m'adresser à tous
les ouvriers : je les conjure de respecter le jeune âge,
de se respecter eux-mêmes, et je mets sous leurs
yeux l'exemple d'une association d'ouvriers tourneurs,
une de ces associations formées à Paris après 1848,
et que l'archevêque de Paris a honorée de sa visite et
de ses encouragements. Leur réglement punit l'i-
vresse, les voies de fait, les injures, les *images ou
propos licencieux*... Or, ils tiennent si bien à l'honneur

---

(1) La santé des filles s'est améliorée depuis que les jeux de
corde et de cerceau font concurrence à la poupée. Le vo-
lant est encore un bon jeu, à la portée de tous; on doit
s'habituer à jouer des deux mains.

de la corporation , et ils ont un tel sentiment de leur propre dignité, que l'article est resté inutile : personne ne s'est mis en faute.

Le *vieillard* ne doit point se laisser engourdir, il doit continuer à prendre de l'exercice sans se fatiguer trop. Comme sa chaleur est diminuée et qu'il est très . disposé aux catharres , aux fluxions de poitrine , il doit, en toutes saisons, être chaudement vêtu, et éviter le froid aux pieds. Comme sa peau est sèche, et souvent le siége de démangeaisons , il doit se tenir très propre , se frictionner, se laver à l'eau tiède. Comme son estomac est affaibli, il lui faut un régime un peu excitant : du vin , des aliments légers et nourrissants pris en petite quantité. S'il n'a plus de dents, il brisera son pain ou le fera tremper, il laissera fondre les aliments dans sa bouche ; il doit régler ses heures d'exercice et de manger, se lever et se coucher de bonne heure, fuir les réunions nombreuses où l'air est échauffé et vicié , renoncer aux plaisirs fatigants , être modéré en tout, avoir le plus possible de calme et de bonne humeur. Rien ne rajeunit plus le vieillard que la société des enfants et des jeunes gens ; il sera gai , bon homme avec ceux-ci , en évitant le ridicule de vouloir partager leurs jeux, et en conservant sa dignité ; avec les enfants , il peut avoir plus de laisser-aller, car ils sont plus portés à sympathiser avec lui.

Professions. — Les différentes professions plaçant les hommes dans des circonstances habituelles très différentes de mouvements généraux ou partiels, de fatigue plus ou moins grande, d'air pur ou impur, de froid ou de chaud, de sécheresse ou d'humidité, de sensations agréables ou pénibles, d'activité ou de torpeur intellectuelle,... doivent avoir une immense influence, bonne ou mauvaise.

Les professions malsaines n'agissent pas de la même manière sur tous les individus; certaines constitutions, certains tempéraments, supportent facilement ce qui, pour d'autres, a des suites promptement funestes. Il faudrait donc que les professions fussent prises en raison des aptitudes physiques ou morales, ce qui a rarement lieu. Au contraire, comme plusieurs professions malsaines n'exigent que peu de force musculaire, celle de tisserand, par exemple, les gens faibles s'y fourrent, et leur faiblesse en est augmentée.

Les mieux lotis, hygièniquement parlant, sont ceux qui exercent tous leurs membres en plein air ou dans un local sain : cultivateurs, bûcherons, charpentiers, menuisiers, voituriers, bouchers....

Parmi les ouvriers de la culture, le *batteur* et le *moissonneur* ont les plus rudes travaux; celui-ci fera bien de porter un chapeau de paille et de mêler à son eau du café ou un peu d'eau-de-vie; à l'heure du

repos, il n'ira pas tout en sueur se coucher dans un
pré humide, ce que font beaucoup d'ouvriers de la
campagne, et d'où viennent tant de rhumatismes, de
pneumonies.... Boire très froid quand on a chaud
est également dangereux. Si le batteur n'est pas doué
d'une forte poitrine, malheur à lui. Les machines à
battre épargnent la fatigue des bras; mais, telles
qu'elles sont ordinairement construites, elles augmen-
tent l'inconvénient de la poussière.

En général, les mauvaises poitrines doivent s'abste-
nir des métiers où les bras font de grands efforts, où
l'on respire un air chargé de particules étrangères, un
air trop chaud,... des métiers qui exigent l'emploi
du souffle, tels que ceux de joueur d'instruments à
vent, verrier, chauffeur, cuisinier, boulanger, meu-
nier, cardeur, batteur de laine ou de coton....

Dans les filatures de laine et de coton, la poussière
et le duvet qui entrent dans la poitrine avec l'air,
peuvent causer de graves affections: toux opiniâtre,
pneumonie dite cotonneuse;... mais si les ateliers
sont vastes et bien ventilés, l'air y est moins mauvais
que dans les taudis où se logent les ouvriers.

Le *boulanger* souffre de trois manières: puisse donc
le pétrin mécanique remplacer partout les bras du
geindre. La propreté y gagnera d'ailleurs.

Lorsqu'on est exposé à passer d'une température

très chaude ou très froide à une température opposée, il faut, par de bons vêtements, par quelques minutes d'attente, amoindrir la transition.

Le travail des métaux : plomb, mercure, cuivre,... la fabrication ou le maniement de certains produits chimiques, exposent à des émanations qui entrent par la peau comme par le poumon, et produisent moins une irritation locale qu'une maladie générale, un véritable empoisonnement. Ces métiers dangereux ne devraient être exercés que temporairement, avec de longs intervalles. Une extrême propreté y est de rigueur.

Le *tisserand*, obligé de travailler assis dans un air toujours humide, et souvent dans un local bas et obscur, dépérit, surtout s'il est lymphatique et scrofuleux. Il pourrait combattre ces influences mauvaises en alternant son tissage avec une occupation de plein air et par un régime tonique, excitant, par la gaîté. Cela est difficile ! Je lui recommande au moins un peu de viande et de café noir ; il devra, quand il le pourra, manger à l'air, en se promenant au soleil.

Les personnes qui ont des états sédentaires, qui sont forcées de rester longtemps assises ; *tailleurs*, *cordonniers*, *écrivains*,... devront profiter de toutes les occasions de marcher et de respirer le grand air. Elles pourront d'ailleurs se lever de temps en temps, s'étendre, se développer la poitrine. Je ne sais plus quel grave magistrat avait l'habitude de courir et sauter dans son cabinet : les historiens notent cela comme une étrange bizarrerie; les historiens ont tort, le magistrat avait raison.

Quand on fatigue particulièrement sa vue, comme les *horlogers, bijoutiers, graveurs*,... il faut chercher le grand air, en évitant le soleil ; fermer de temps en temps les yeux, les bassiner avec de l'eau froide, et travailler autant que possible nue tête et sans cravatte.

Bien heureux ceux qui peuvent avoir un petit jardin et y passer chaque jour une heure ou deux à bêcher, planter, biner...

Les femmes sont, en général, plus sédentaires que les hommes, et les pauvres ouvrières en couture, en broderie,... toujours assises, gagnant peu, se nourrissant mal, sont certainement plus à plaindre. Les mêmes conseils, à peu près, leur conviennent. Qu'elles courbent le moins possible la poitrine en travaillant, qu'elles n'aient jamais la taille serrée, qu'elles ne mettent point de chaufferettes sous leurs jupons. — Les repasseuses se meuvent un peu, mais elles ont à craindre la vapeur de leur fourneau ; elles le placeront toujours sous une cheminée ou sur une fenêtre ouverte.

Je dirai du métier de soldat que la constitution des jeunes gens s'y fortifie ordinairement. Quand le conscrit n'a pas trop au cœur le regret du pays ou de la famille ; quand on ne l'envoie pas sous un climat meurtrier, la nourriture réglée et souvent meilleure que celle qu'il avait, les bons vêtements, les exercices à l'air, l'insouciance du métier, l'entrain de la camaraderie, ont presque toujours une influence favorable. La conscription est donc moins terrible qu'on ne le croit communément.

Les marins, quoiqu'exerçant un rude métier, se trouvent dans d'assez bonnes conditions hygiéniques, à l'exception de ceux que leur emploi retient dans les profondeurs de la cale, sur les grands bâtiments. Le matelot est bien peu maître d'améliorer son régime, car tout ce qui le regarde, alimentation, vêtement, logement,... est réglé par des ordonnances et par la volonté de celui qui commande.

Je termine ce petit livre par quelques pages de médecine, non pas certes pour faire de vous des médecins, mais pour tâcher de détruire des préjugés dangereux, et vous empêcher de nuire aux malades ; pour vous mettre à même, dans certains cas pressants, de donner les premiers secours en attendant le médecin.

Les maladies sont malheureusement très nombreu-

ses, et chacune varie suivant une infinité de circonstances qui tiennent à l'âge, au sexe, au tempérament,
aux habitudes, à la saison..... Les moyens de les
combattre, médicaments, opérations, régime, soins
hygiéniques,... sont aussi très nombreux, et les
moyens, les plus semblables en apparence, varient
cependant assez pour exiger un choix raisonné.

La médecine est donc une science très étendue,
très compliquée, qui exige de longues études, des
connaissances profondes, beaucoup d'habitude, beaucoup d'observation, beaucoup de raisonnement, et
dont les commères, les charlatans, les prétendus médecins des urines auxquels vous vous adressez souvent
ne connaissent pas les premiers éléments. — Mais ces
gens là, avec leur remède, ont guéri des malades. —
Sans doute, car ces malades guérissent quelquefois
sans rien faire, quelquefois malgré des pratiques nuisibles; et enfin, le remède du charlatan, par grand
hasard en certains cas, peut se trouver utile. Mais
vous auriez même chance si vous écriviez sur des
bouts de papier des noms de médicaments, et en
tiriez un au hasard; de plus, vous épargneriez votre
argent. Le pharmacien, qui presque partout fait de
la médecine en boutique, afin de vendre ses drogues,
est de même incapable de vous bien traiter, quelle
que soit sa science pharmaceutique.

Adressez-vous à un vrai médecin, vous le paye-rez si vous pouvez, c'est votre devoir ; si vous êtes trop pauvre, il vous soignera gratis, c'est aussi son devoir partout où manquent les secours publics. Con-sultez-le dès le début de la maladie ; ayez confiance en lui, dites-lui tout, sans vouloir expliquer les causes et les effets : c'est au médecin de trouver l'explica-tion. Dans bien des cas, il faut qu'il voie le malade plusieurs fois ; ne le croyez pas un ignorant si, à la première vue, il ne dit pas le nom de la maladie, s'il la traite par des moyens très simples. Exécutez exac-tement ses prescriptions. Ne le changez pas dans le cours du traitement, surtout en cachant au nouveau venu ce qui a déjà été fait. Presque toujours un mé-decin vaut mieux que deux.

Que le malade ne soit point tourmenté par le bavar-dage des commères (ceci s'applique bien à la femme en couches), point effrayé par des cris et des gémis-sements. Que les personnes utiles restent seules près de lui, qu'il ait un air pur et ne soit pas étouffé sous les couvertures. Si l'on garde les déjections pour les montrer au médecin, qu'on les mette au loin, hors de vue et d'odorat.

Dans les maladies, la nature fournit ordinairement les premières indications : vous êtes faible, reposez-vous ; vous n'avez pas faim, faites diète ; et gardez-vous de manger dans l'idée de vous donner des forces. Si ce n'est qu'un simple malaise, une indisposition qui, d'autres fois déjà s'est dissipée facilement, cela suffira aidé de quelques verres d'eau, et d'un lavement en cas de constipation. Un petit lavement guérit souvent les coliques des enfants, et toute mère de famille devrait avoir une seringue. Ne prenez jamais de votre chef des médicaments violents, médecine Leroy ou autres...

Eprouvez-vous quelque chose d'extraordinaire, de la stupeur, une insomnie opiniatre,.... ou avez-vous une forte fièvre, avec oppression, point de côté, crachats rouillés...? Appelez le médecin et ne buvez pas de vin chaud. Je sais que parfois, si aucun organe n'est encore attaqué, le vin chaud, en rappelant à la peau la transpiration supprimée, peut prévenir un rhume, une fluxion de poitrine; mais ne risquez pas un remède qui presque toujours augmente le mal.

Dans le cas où, n'ayant pas chez vous tout ce qu'il faut pour être bien soigné, vous pouvez entrer dans un hôpital, n'hésitez pas à le faire. Vous y aurez des médecins instruits, expérimentés, qui vous traiteront comme ils traitent en ville leurs riches clients; vous aurez ce qui parfois manque à ceux-ci, des soins intelligents donnés à toute heure. Les malades ne meurent pas de faim à l'hôpital, soyez-en persuadés, mais il est arrivé plus d'une fois que des vivres apportés en cachette les ont fait mourir d'indigestion.

Le *rhume* est une indisposition fréquente, que l'on néglige parce qu'il ne force pas de garder la chambre, mais, prolongé indéfiniment, il a des suites très graves. Débarrassez-vous-en au plutôt, par le repos, la diète, des boissons adoucissantes et des vêtements bien chauds, bas de laine, gilet de laine...

On néglige beaucoup trop ce qu'on peut endurer d'abord sans changer son régime. Par exemple : le *panaris*, mal d'aventure aux doigts; pris à temps, ouvert de bonne heure, il avorte, ce n'est rien; mais si on tarde, il fait horriblement souffrir, parfois il fait enfler toute la main, tout le bras, il peut estropier, il peut tuer. — Les maux de jambes, *entorses*, *ulcères*,... qui auraient cédé à quelques jours de repos, à un traitement compressif laissant toute liberté, mais qui s'éternisent, et forcent enfin à des semaines, à des mois d'inaction. — Les *brûlures* que l'eau vinaigrée, la pomme de terre rapée, le coton cardé (1),... guérissent quand elles sont légères, mais qui souvent réclament les soins du médecin. —

_____

(1) Le collodion est presque toujours le meilleur topique.

Les *ulcérations*, les *dartres*, les *maux d'yeux*, les *maladies secrètes*, le *dévoiment*... Les *hernies* ou descentes, qui, contenues par un bandage *bien fait*, gênent peu et ne redoutent que les efforts violents, mais qui, pas ou mal soutenues, peuvent s'étrangler et causer la mort. Si une hernie s'échappe, contenez-la avec la main, tâchez de la faire rentrer *sans violence*, couchez-vous sur le dos, les jambes fléchies, ayez recours au médecin.

L'*hémorrhagie*, perte de sang, suite ou non de blessure, exige, lorsqu'elle est considérable, l'intervention *très prompte* du médecin. En l'attendant, appliquez des compresses très froides, et si la blessure est à la main, à l'avant-bras, fléchissez fortement le bras; si elle est au pied, à la jambe, fléchissez la jambe; comprimez le membre entre le cœur et la blessure si le sang sort par saccades, s'il est très rouge, c'est-à-dire s'il vient d'une artère, et du côté opposé s'il vient d'une veine.

Pour les *blessures* simples, le mieux est de réunir immédiatement les chairs sans cataplasme ni vulnéraire, et de les maintenir au moyen de taffetas d'Angleterre, de bandes collées,..... et d'une position convenable. Pour les *coups*, les *contusions*, point de vulnéraire à l'intérieur, mais de l'eau pure ou vinaigrée; et à l'extérieur, des compresses d'eau salée. Si c'est un peu grave, appelez le médecin, qui saignera au besoin.

En cas de *fracture* ou de *luxation* de la cuisse ou de la jambe, n'essayez pas de vous relever ; attendez patiemment ; les efforts que vous feriez déchireraient les chairs et augmenteraient considérablement la gravité de la blessure.

L'*indigestion* et l'*ivresse* sont de courtes maladies qui guérissent ordinairement sans médecin. On abrège encore leur durée en faisant vomir, au moyen de quelques verres d'eau tiède, et d'une plume ou du doigt porté dans la gorge. Un lavement débarrasse le ventre, et la diète donne à l'estomac un repos nécessaire.

Les *moules*, dans certaines circonstances, le *poisson gâté*, les *œufs de barbeau*, ... causent une indigestion violente, ou plutôt un empoisonnement qui a des symptômes effrayants, mais une issue rarement funeste. Débarrasser le corps par haut et par bas est encore la première chose à faire : l'évacuation est plus active quand on ajoute à l'eau du lavement une ou deux cuillerées de sel.

Dans tout empoisonnement, cherchez d'abord à expulser les matières qui l'ont produit. Les autres moyens devant varier suivant la nature du poison,

c'est au médecin ou au pharmacien à les indiquer.
Cependant on peut utilement donner, dans le cas
d'empoisonnement par le *cuivre* ou par le *sublimé
corrosif*, des blancs d'œufs dans de l'eau ; et, à défaut
d'œufs, du lait. Dans le cas d'empoisonnement par
les *acides* violents, de la magnésie, du blanc d'Espagne
délayé dans l'eau, ou même de l'eau de savon...
Le contrepoison de l'*arsenic*, l'hydrate de fer, ne se
trouve guère que dans les pharmacies.

Le café est utile dans l'empoisonnement par l'*opium*
et les plantes narcotiques.

Je dirai des *champignons* qu'il n'en faut pas manger
si on n'a pas l'entière certitude de leur bonne qualité. Les bons se distinguent difficilement des mauvais.

La salive des animaux enragés introduite par leurs
morsures est le plus épouvantable des poisons. On n'y
connaît pas d'antidote, mais on le détruit dans la plaie
avec un fer rouge. L'opération pouvant être quelque
peu différée, il faut en charger un médecin, mais à
l'instant même on fera saigner la plaie, on la lavera
(avec de l'urine si on n'a pas autre chose), on la
sucera, ce qui est sans danger pourvu qu'on n'ait
point d'écorchures aux lèvres.

Soyez avertis qu'il est dangereux de boire dans le

4.

verre d'un inconnu, de prendre la pipe ou l'instrument qui sort de sa bouche.... Ne permettez pas qu'on embrasse les enfants sur la bouche ou les yeux. Ne couchez pas et ne laissez pas coucher les enfants avec des personnes dont la bonne santé n'est pas tout-à-fait certaine.

Les animaux mal nourris, surmenés,... sont parfois attaqués de *maladies charbonneuses*, graves et contagieuses; lors donc qu'on a soigné des animaux malades, qu'on a manié des peaux ou des viandes suspectes, il faut se bien laver à l'eau de chaux, à l'eau salée, à l'eau vinaigrée; et si on se sent subitement indisposé, si on voit paraître quelque bouton douloureux, livide ou noirâtre, il faut avoir recours au plutôt au médecin ou au vétérinaire.

La *morve* est une autre maladie terrible, inguérissable, qui se transmet du cheval à l'homme. Méfiez-vous du cheval morveux : il doit être abattu sans retard.

Le *coup de sang*, l'*apoplexie*, qui s'annonce par la rougeur de la face, l'embarras de la parole, la perte de connaissance, la chute,... exige le médecin; mais sur-le-champ donnez de l'air frais, placez la tête haut, enlevez tout ce qui gêne le cou ou la poitrine, appliquez des linges très froids sur le crâne et des sinapismes ou de d'eau très chaude sur les jambes, donnez un lavement salé, faites vomir si l'estomac est plein. Pour le simple *évanouissement*, on donne de l'air frais, on jette de l'eau froide à la figure, on desserre les vêtements.

Comme les soins à donner aux *asphyxiés* ne peuvent être différés, tout le monde doit les connaître. Un *noyé* étant retiré de l'eau, on le couche horizontalement (et l'on ne s'avise pas de le pendre par les pieds), la tête de côté, afin que s'il vomit, les matières puissent sortir ; on coupe les vêtements ; on réchauffe le corps, on le frotte, particulièrement la région du cœur, avec un chiffon imbibé de vin, ou avec la main ; on nettoie la bouche, on chatouille le gosier et les narines avec une plume, un rameau... On brûle sous le nez des allumettes ; on donne un lavement au sel. Une personne saine colle sa bouche à celle du noyé, aspire et pousse l'air alternativement comme dans la respiration. Tout cela doit se faire vite, et doit être continué avec persévérance pendant une heure ou deux.

L'asphyxie étant produite par la *vapeur du charbon* ou d'une cuve en fermentation, on porte le corps au grand air, la tête élevée, on desserre les vêtements, on jette sur la figure quelques verres d'eau froide, on donne un lavement salé.

On agit de même pour secourir un individu pendu ou étranglé, après avoir tout d'abord coupé les liens. Comme dans ce cas la saignée est nécessaire, s'il ne se trouve personne capable de la faire avec la lancette, et qu'on ait des sangsues, on en met de 12 à 20 au cou.

Si vous vous imaginez qu'il n'est pas permis de détacher un pendu, de relever un homme assassiné,... avant qu'un maire, un gendarme, une autorité quelconque ait dressé procès-verbal, quittez cette fatale erreur. Donnez sans crainte de prompts secours, l'autorité vous en remerciera.

Je finis en recommandant la prudence aux *convalescents*. Après une maladie où le régime a dû être sévère, la convalescence, ce retour à la vie, s'accompagne souvent de désirs bien supérieurs aux forces, et qu'il y aurait grand danger à vouloir satisfaire. Le système nerveux ébranlé, la peau amaigrie, les organes désaccoutumés,.... sont encore faibles contre les impressions défavorables, et un petit excès ou une précaution négligée peut amener une rechute grave. — Que le convalescent, ses parents et ses amis sachent qu'il ne doit pas manger beaucoup à la fois, se fatiguer, veiller, s'exposer au froid, sortir, même par un temps chaud, sans être bien vêtu... Que les parents et amis ne l'induisent pas en tentation en mangeant et buvant largement devant lui , en parlant de plaisirs qui lui sont interdits....

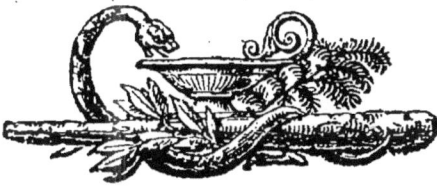

TABLE.

———

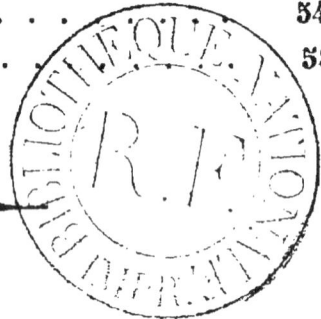

ERRATUM.

Page 13, ligne 4, *au lieu de :* reposé, *lisez :* réparé.

———

www.ingramcontent.com/pod-product-compliance
Lightning Source LLC
Chambersburg PA
CBHW071244200326
41521CB00009B/1617